I0071255

MON

RETOUR A VERSAILLES,

LIEU DE MA NAISSANCE.

ÉPITRE EN VERS, A MON AMI ***;

Par M. DESARPS.

Ces débris même ont leurs enchantemens!

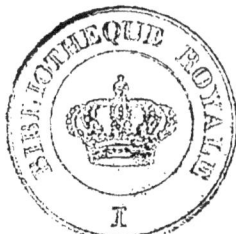

A PARIS,

Chez DELAUNAY, Libraire, Palais-Royal, galeries de Bois, n°. 243.

1814.

41784

IMPRIMERIE DE FAIN, PLACE DE L'ODÉON.

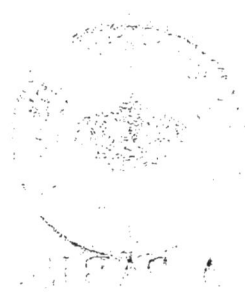

AVANT-PROPOS.

———

L'ÉPÎTRE sur *mon Retour à Versailles*, a été
terminée vers la fin de juillet 1814, peu de
temps après la rentrée de nos princes légitimes.
Je n'ai rien travaillé avec autant de verve et
d'entraînement, et cependant c'est celui de mes
ouvrages où j'ai trouvé le plus de difficultés et
où il m'a fallu plus souvent, comme dit Jean-
Baptiste-Rousseau, *le jour écrire et la nuit
effacer.*

Versailles et ses vicissitudes, ce sujet d'éter-
nelles méditations, la grandeur et l'intérêt des
pensées qui s'y rattachent et qui n'excluaient
pas les détails familiers ; tout cela exigeait
une grande variété de tons et beaucoup d'a-
dresse dans les transitions. Ce sont les secrets
de l'art ; si je les ai mal devinés, au moins j'ai
redoublé d'efforts pour rendre cette Épître
moins indigne des objets qu'elle traite ' et de
l'accueil fait à mes premiers essais.

———

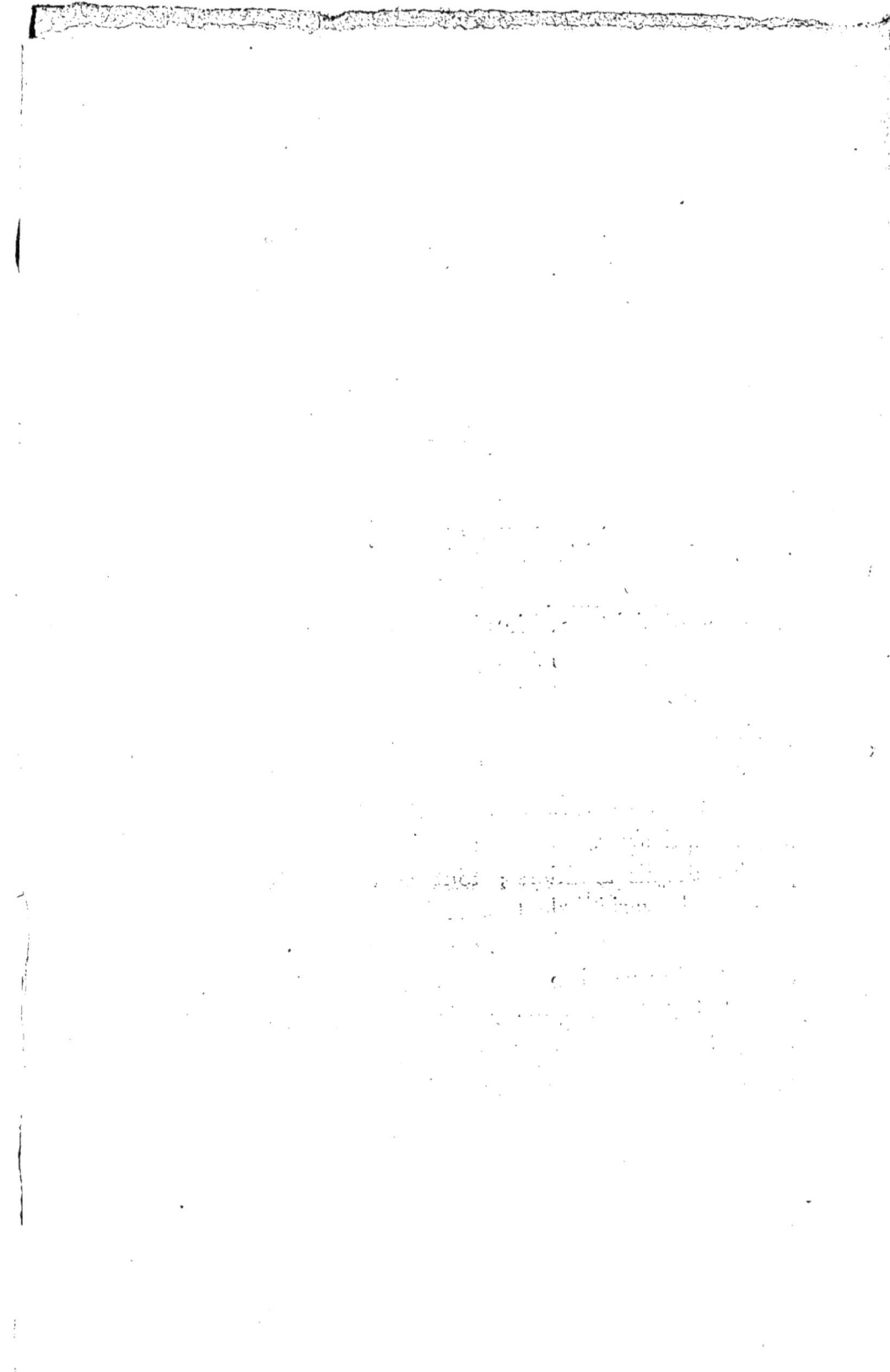

MON

RETOUR A VERSAILLES,

LIEU DE MA NAISSANCE.

ÉPITRE EN VERS,

A MON AMI ✳✳✳.

~~~~~~~~~~~~~~

Heureux l'homme de bien que Paris a vu naître !
Qui d'un paisible sort a su, rester le maître !
Qui ne s'éloigne guère et qu'occupe beaucoup
Le projet bien mûri d'un voyage à Saint-Cloud !
Fidèle à son quartier comme à ses promenades,
Si son docteur le livre aux salubres naïades,
Notre homme, qui dédaigne et Plombière et Vichi[2],
Prend les bains de Vigier et les eaux de Passy[3];
Enfin son univers se borne à quelques milles ;
Et loin de son clocher, s'il cherchait d'autres villes,
Ce serait tout au plus Versailles, Saint-Denis.
Eh ! qu'aurait-il besoin de voir d'autres pays !

Il végète si bien dans son étroite sphère!

Serait-il plus heureux en changeant d'atmosphère?

Trouverait-il au loin, dans un plus doux repos,

Plus de biens pour son cœur, plus de soins dans ses maux?

Non : c'est au premier toit, c'est où l'on prit naissance,

Qu'il faut de son bonheur attacher l'espérance;

Lorsque par la fortune on s'en trouve éloigné,

C'est un mal où jamais on n'est bien résigné,

Et le plus vif désir de ceux qu'elle caresse,

Est de vieillir aux lieux où fleurit leur jeunesse.

Ah! par ce doux atrait quel cœur n'est pas séduit!

Aussi, cher ***, lorsque ce beau jour luit,

Lorsqu'après un funeste et trop long intervalle,

Je me retrouve enfin dans ma ville natale,

Dieu! quel bonheur pour moi! j'y rentre avec transport,

Comme dans la tempête un nocher touche au port!

Je revois ces beaux lieux où dans son innocence,

Près du palais des rois, s'écoula mon enfance;

Où, tendre adolescent, mon cœur a palpité

Aux accens d'une mère, à ceux de la beauté;

Où mille émotions m'ont fait avec ivresse

Soupirer en riant, jouir avec tristesse;

Où je voyais enfin, même au sein de la Cour,

L'amitié, le savoir, les beaux-arts et l'amour

Cultivés, honorés, et le laurier des armes

Au doux myrte emprunter et rendre mille charmes....

Tout périt... les lauriers, les myrtes sont fanés,
Et dans ces lieux déserts semblent abandonnés.
Versailles, tes grandeurs, tes pompes souveraines
Dorment dans le néant parmi les ombres vaines,
Et ton éclat, déchu, déjà presqu'ignoré,
De quelques souvenirs est à peine honoré !

   C'est là sur ces débris de grandeur et de gloire,
Que *Ducis* [4] méditant a revu dans l'histoire
Les traits dont il peignit d'inévitables maux ;
Là, pour sa noble vie oubliant leurs ciseaux,
Les parques plus d'un siècle étendront sa carrière,
Et Melpomène en pleurs fermera sa paupière ;
Il aime en toi son art, ses vertus et l'honneur
Qu'il trouve en tes écrits, qu'il retrouve en ton cœur ;
Le sien toujours aimant, et son mâle génie
Sous quatre-vingts hivers sont brûlants d'énergie ;
Dans ces mêmes bosquets, à l'ombre de ces bois,
Nous le voyons, ami, chercher comme autrefois
Ces traits qu'au grand talent une grande âme inspire,
[5]Que Louis accueillit, qu'il daigna lui redire ;
Et dans cette faveur il jouit du passé
En terminant ses jours comme ils ont commencé.

   Ah ! ce charme du cœur, ce bien de la mémoire,
Le passé, cher ami, n'est pas tout illusoire !

Il se montre, il prend l'air de la réalité;

Je le retrouve aussi tel que je l'ai goûté,

Non pas dans mes amis, non pas dans ma famille

Que le temps et la mort, hélas! et que leur fille,

La féroce anarchie, ont trop tôt moissonnés!

Mais ils me sont rendus ces moments fortunés

Sous le toit paternel, dans la chambre gothique

Où l'habile Tronchin [6] et ma bonne Angélique,

Ont assuré ma vie incertaine en naissant.

Tronchin n'est plus; la chambre apprête à tout passant

Quelques dons de Comus; son parquet, sa sculpture,

N'ont pu la garantir de cette flétrissure;

Mais Angélique vit, et l'outrage des ans

Sur elle a fait en vain de tristes changements;

Son souvenir est là tout prêt à me rapprendre

Ce que déjà cent fois elle m'a fait entendre :

Comme de mon aïeule elle avait les bontés;

Comme elle en a joui quarante ans bien comptés;

Non pas près d'elle seule, attendu qu'elle est morte,

L'an mil sept cent cinquante... ou soixante... qu'importe!

Mais près de tous les miens; et même elle est témoin

Que j'ouvris l'œil au jour là-bas, là, dans ce coin;

Et confondant alors des sentiments contraires

De naissance et de mort, de temps durs ou prospères,

Elle sourit et pleure, et d'un œil obscurci

Cherche encor son défunt qui nous servait aussi.

Pardonne à nos enfants, si ta robe troussée,
Ma chère, et si ta coiffe ou ta taille plissée
Les font sourire, et prends sous nos simples lambris
Le repos des vieux ans parmi tant de débris.
Hélas! qu'ils sont nombreux ces débris si funestes!
Et de tant de grandeur quels témoins et quels restes!
La pensée à leur vue avec peine comprend
Après un si beau lustre un désastre si grand!

Ruines des palais, voûtes silencieuses,
Bocages dégradés, quelles mains furieuses
Ont du temps qui dévore accru l'avidité?...
Mais que dis-je! Ah! qu'un voile à jamais soit jeté
Sur ces jours de fureur, sur ces affreux ravages
Qui d'un siècle en un jour consomment les outrages!
Partout ici je trouve, et j'en frémis d'effroi,
Ces tristes souvenirs gisants autour de moi!
Mais en vain à mon cœur ils parlent dans ces marbres,
Dans la pierre brisée et la chute des arbres,
Dans ces bronzes, cet or que le crime a souillés,
Et vainement de pleurs mes yeux se sont mouillés!
Je ne vous peindrai pas, effroyable assemblage
De crimes, de tourments et d'homicide rage!
Non, je ne peindrai pas le sang, les échafauds
Ne lassant pas le juge et lassant les bourreaux!

Le régicide!.. O crime!.. Oh! quel voile assez sombre
Pourra dans l'avenir te cacher de son ombre?
Ton deuil est éternel; mais, sages et cléments,
Les rois pardonneront tes longs égarements.

Toi, moderne Sion, tu pleures tes misères,
Et tu répands encor des larmes plus amères!
Va, ce n'est pas en vain que tu fais retentir
Les sanglots du regret, l'accent du repentir;
Louis a dans son cœur des trésors de clémence
Qu'il t'avait prodigués dès sa plus tendre enfance;
Tu les retrouveras; et dans sa noble ardeur
D'effacer tant de maux, de tout rendre au bonheur,
Il peut, ému pour toi d'une douce mémoire,
Relever tes palais et rappeler ta gloire.

Mais quoi! ces vœux ardents, ces désirs empressés,
Louis, qui leur sourit, veut qu'ils soient exaucés!
Tout s'anime, et mes vers en leur marche trop lente,
Parlent encor d'espoir quand la joie est présente.
Déjà tous les beaux-arts vers ce glorieux but,
Sur l'aile du génie, apportent leur tribut;
Versailles, tu reprends tes hautes destinées
De leur cours inégal si souvent détournées,
Et déjà mille mains du faîte aux fondements
Rattachent sur ton sol tes pompeux monuments;

Partout sous la cognée et l'effort de la scie
J'entends le bois qui tombe et le marbre qui crie;
Partout sous les marteaux l'enclume retentit,
La lime mord et gronde et le fer se polit ;
Ici les blocs taillés et les frises superbes
Pour de nouveaux honneurs sortent du sein des herbes ;
Là debout, la colonne , après un long repos,
Remonte dans les airs avec ses chapiteaux ;
Et du chaste Coustou les pudiques statues,
Du voile des bosquets chaque printemps vêtues,
Ne vont plus se montrer, pleurant leur nudité ,
Comme un peuple éperdu sur un sol dévasté.

Ainsi les grands talents dont la France s'honore ,
Répandront tout l'éclat d'une nouvelle aurore ;
Ainsi dans ces beaux lieux où l'on vit Despréaux ,
Racine, La Bruyère et l'aigle altier de Meaux ,
Molière , Fénélon , le sublime Corneille ,
Tour à tour étonner, charmer l'âme et l'oreille ,
Sous ces lambris pompeux dont ils furent l'honneur ,
Nouveaux phares , brillants d'une égale splendeur,
D'autres hommes bientôt , d'autres fameux ouvrages,
Planeront radieux sur l'océan des âges ,
Et comme ceux de Mars, leurs lauriers entassés ,
N'auront plus de vainqueurs dans les siècles passés.

Heureux peuple, heureux temps, sous qui tout se répare,
Bénissons le pouvoir alors qu'il ne s'empare
Du droit de ranimer le grand corps de l'état,
Que pour le revêtir de son premier éclat !
Lorsqu'il doit exhumer du sein de nos misères,
Les vertus, la splendeur des jours les plus prospères !
Et quand d'une main ferme et d'un esprit mûri,
Ressaissant le sceptre indignement flétri,
Il veut que le ciseau, la palette et la lyre,
Brillent d'un pur éclat et gardent leur empire !

Beaux-arts, fleurissez tous ! qu'à la cour de Louis,
Le cœur soit satisfait et les yeux éblouis !
Que le marbre et l'airain, mutilés dans leur gloire,
Illustrent un bienfait ainsi qu'une victoire !
Que l'art de Raphaël soit voué désormais,
Comme aux enfans de Mars, aux héros de la Paix !
Et que de tant de biens pour garder la mémoire,
Les Muses sans rougir puissent louer l'histoire !

Ah ! ces beaux élémens de gloire et de splendeur
Ne sont plus un fantôme, un prestige trompeur !
Ami, voici le temps où cette paix féconde
Fait éclore ses fruits pour le bonheur du monde !
Le temps où notre France heureuse par son roi,
De ses vastes trésors dirige mieux l'emploi,

Et rend, pour ranimer ses forces languissantes,

A Neptune apaisé nos voiles commerçantes;

Où Louis, de la guerre admirant les hauts faits,

Fera dire pourtant à ses heureux sujets :

« *La gloire des vertus vaut celle des batailles!* »

Voici le temps enfin où renaîtra Versailles,

Avec cette grandeur, ces plaisirs et ces jeux,

Qu'un Bourbon garantit à nos derniers neveux.

FIN DU POÈME.

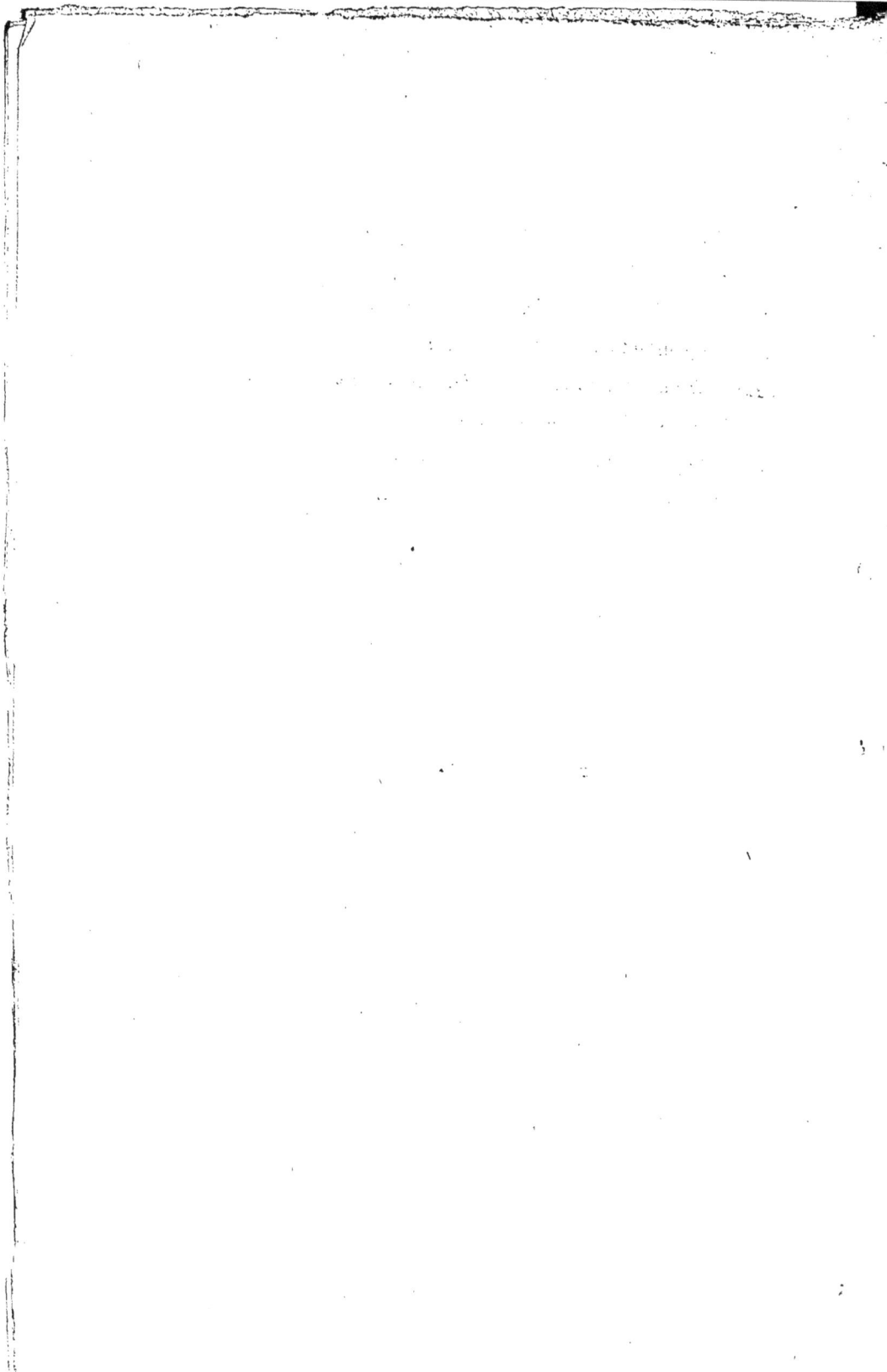

NOTES.

¹ L'accueil fait à mes premiers essais.

Le petit Poëme de *la Censure* et une *Épître sur l'al-liance des Beaux-Arts et des travaux plus sérieux*, ont été mentionnés avec beaucoup d'indulgences dans quelques Journaux.

² Notre homme, qui dédaigne et Plombière et Vichy.

Lieux célèbres, comme Bagnères et Spa, pour leurs eaux et leurs bains.

³ Prend les bains de Vigier et les eaux de Passy.

Les établissemens de bains de M. Vigier, sur la rivière même, sont très-fréquentés et méritent de l'être. Il y a à Passy des eaux factices imitant toutes celles auxquelles on attribue des vertus sanitaires.

⁴ — ⁵ Que Ducis méditant.

Cet illustre poëte est né à Versailles et depuis environ dix ans, y a fixé sa résidence. On sait avec quelle ineffable bonté le roi, en le revoyant, lui récita des beaux vers d'Œdipe. Le sujet d'un pareil tableau laisserait bien loin derrière lui, celui de Virgile lisant ses vers à la famille d'Octave.

⁶ On l'habille Tronchin.

Ce chirurgien célèbre était l'accoucheur de la reine, femme de Louis XV.

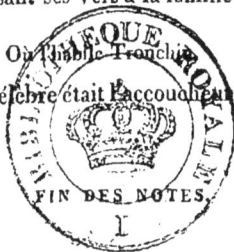

FIN DES NOTES.

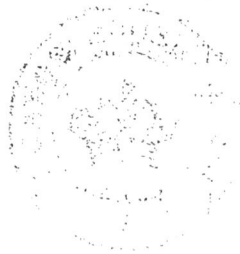

.

www.ingramcontent.com/pod-product-compliance
Lightning Source LLC
Chambersburg PA
CBHW050409210326
41520CB00020B/6523